W0288222

GÜNTHER LINDEMANN

TEEREZEPTE

als Möglichkeiten der phytotherapeutischen Verordnung

Ein Kompendium

1973

Verlag Tibor Marczell · D-8031 Puchheim

ISBN 3-88015-047-8

© 1973 by Verlag Tibor Marczell, Puchheim
Alle Rechte, auch die des auszugsweisen Nachdrucks, der fotomechanischen Wiedergabe und insbesondere der Übersetzung in andere Sprachen vorbehalten.
Satz: Lohnsatz Service GmbH, München
Druck und Verlag: Tibor Marczell, 8031 Puchheim
Printed in Western Germany
Imprimée en Allemagne

VORWORT

Man kann diese Rezepte übernehmen,
man kann sie abwandeln
und
man kann sie ablehnen.

Diese Arbeit ist eine rein kompilatorische und möchte auch nur als solche verstanden und bewertet werden.

Günther Lindemann

Biologie ist lebendige Wissenschaft, Heilpflanzenkunde ist ein Teil davon, aber ein Teil, der nicht aus dem Ganzen hinwegzudenken ist.

(Hans Funke)

Grenzen und Leistung der Tee-Verordnung

„Es scheint zur Kurzsichtigkeit der menschlichen Natur zu gehören, daß im Begeisterungstaumel von Entdeckungen die Basis des bisher Bestehenden vergessen, wenn nicht gar verleugnet wird. Das Vergessen einer Therapieart, die seit Jahrtausenden eine Säule historischer Heilkunst war, ist auf das engste mit der allgemeinen Tragik der menschlichen Geistesgeschichte verknüpft. Es ist wohl eine hinzunehmende Tatsache, daß der Mensch im Moment des Heraufkommens eines neuen Kometen den alten, am Horizont versinkenden Stern schnell vergißt. Daran wird sich wohl erst dann etwas ändern, wenn die Kontinuität des menschlichen Bewußtseins konstanter wird, und wir aus der Geschichte Lehrformeln ziehen können, anstatt in lebensgefährlicher Weise ständig aufs neue essentielle Erfahrungen zu vergessen oder gar zu leugnen“ (J. KARL).

Eine der Alternativen, diesem Vergessen entgegenzuwirken, soll die vorliegende Rezeptsammlung darstellen.

Das individuell geschriebene Rezept flößt besonders in der heutigen Zeit Vertrauen ein, und die Verordnung eines Kräutertees wird noch immer von vielen Patienten gern angenommen.

Weder überbewertet noch unterschätzt werden darf die psychologische Seite der Teeverordnung. „Die Kräfte der belebten Natur genießen eben gerade beim einfachen Menschen das höchste

Vertrauen. So wird die Pflanze in unserem Therapieschatz zu einem äußerst wertvollen, wirkungsreichen und durch nichts zu ersetzenden Heilmittel" (Dr. Ernst MEYER-Camberg).

Diese Sätze des bekannten Phytotherapeuten behalten auch dann ihre volle Gültigkeit, wenn es sich im Zusammenhang mit dieser Veröffentlichung nur um Kräuter-TEES handelt.

Die Grenzen der Behandlung mit Kräutertees sind weit gesteckt, aber sie sind vorhanden und müssen von einem gewissenhaften Behandler erkannt und beachtet werden.

Diese Rezeptsammlung, die Möglichkeiten für die Behandlung fast aller Körperorgane aufzeigt, darf nicht darüber hinwegtäuschen, daß die Kräutertee-Verordnung eine ausgesprochene **Unterstützungs-**Therapie darstellt. Nicht die einzige, aber die wichtigste, die die Natur uns bietet.

Oft jedoch ist die Verordnung eines Tees die Methode der Wahl überhaupt.

Gerade im letzteren Falle denken wir an die
Erkältungskrankheiten
Magen-, Darm- und Leberstörungen
Störungen der Nierenfunktion
und an die Möglichkeiten einer
mesenchymalen Entschlackung.

Bei den Tees zur mesenchymalen Entschlackung handelt es sich um die Rezepturen, die früher als sogenannte „Blutreinigungstees" bezeichnet wurden und die deshalb bei den Gegnern der Kräuterheilkunde auf wenig Verständnis in bezug auf eine gesundheitliche Wirkung stießen. Mit der neuen wissenschaftlich vertretbaren Bezeichnung stoßen wir auf interdisziplinäres Verständnis für diese Art von Verordnungen.

Sehr eng sind die Grenzen gezogen bei den „Herztees". Hier muß grundsätzlich darauf hingewiesen werden, daß es sich um eine reine „Begleitherapie" handelt, will man nicht schwerwiegende Fehler begehen. Trotzdem ist die Wirkung dieser Tees nicht zu gering einzuschätzen.

Die **Leistung** eines Teerezeptes liegt in der Rezeptur, die **Grenze** liegt im jeweiligen Krankheitsfall. Hier entscheidet das Urteil des Behandlers über die pathologische Situation und sein Können als Heilpflanzen-Verordner.

Es gibt eine nicht geringe Zahl von Verordnern, die ausschließlich mit Kräutertees behandeln. Sie gehören zu den Erfolgreichen. Daran sollte man denken, wenn sich die Frage ergibt, ob man Tees verordnen soll. Ich verweise hier auch auf die Ausführungen auf Seite 11 und 12 (Prinzipien der Teeverordnung).

PHYTOTHERAPIE UND TEE-VERORDNUNG

Wer Arzneimittel aus dem Pflanzenreich oder Zubereitungen daraus verordnet (Simplicia et Composita). ist ein

Phytotherapeut.

Wer dann aus der Vielzahl der phytotherapeutischen Möglichkeiten nur **Kräutermischungen** (Species) rezeptiert, ist ein

Kräutertee-Verordner.

Daraus ergibt sich, daß ein Tee-Verordner zwar stets ein Phytotherapeut ist, aber ein Phytotherapeut durchaus nicht immer auch ein Verordner von Kräutertees sein muß.
Dies muß man unterscheiden lernen.
Der Tee-Verordner arbeitet auf einem Teilgebiet der biologischen Medizin.

DIE PRINZIPIEN DER TEE-VERORDNUNG

Bei der Behandlung mit Heilkräutern in Form von Teemischungen können – wie bei allen anderen Methoden – verschiedene Prinzipien in Anwendung kommen:

1. **Das Prinzip der Langzeitwirkung.**
Darunter verstehen wir die Darreichung von Kräutertees über einen längeren (auch langen) Zeitraum hinweg. Hier sei als Beispiel die Substitutionsbehandlung mit Kieselsäure-haltigen Kräutern bei Bindegewebsschwäche genannt.

2. **Das Prinzip des periodischen Reizes.**
Hierzu sagt KROEBER sehr treffend: „Ihm liegt bei geeigneter Dosierung die Vorstellung der Übungstherapie zugrunde. Sie ist anwendbar sowohl zur Beeinflussung der Stoffwechselvorgänge als auch zur Normalisierung funktioneller Leistungen einzelner Organe oder Organsysteme. Es folgt also ein täglicher Reizstoß, als dessen Summationswirkung sich der gewünschte Effekt einstellt. Dieser Gedankengang ist wesentlich zur Beurteilung von Heilpflanzen mit verschiedenen Auswirkungen und stellt eine wesentliche Domäne der Kräutertherapie dar".

3. **Das Prinzip der drastischen Wirkung.**
Als Beispiel sei an dieser Stelle der Hinweis auf einen Abführtee mit **schneller** und **starker** Wirkung gegeben (Merke: Drasticum = stark wirkendes Abführmittel).

4. **Das Prinzip des Reizwechsels.**
Dieses Prinzip richtet sich nach dem Verlauf der zu behandelnden

Krankheit. Die Drogengruppen werden jeweils nach dem sich ändernden Krankheitsbild neu zusammengestellt.

Die GANZHEITSWIRKUNG einer Heilpflanze darf in keinem Falle außer acht gelassen werden, auch wenn aus Gründen der Systematik besondere Wirkungen und Wirkstoffe in den Vordergrund gestellt werden.

MEYER-Camberg sagt: „Therapie muß, wenn sie wirksam sein soll, aus **innerer Überzeugung** und aus philosophischer Gesinnung heraus geübt werden. Letztere braucht nicht bewußt zu sein und auch nicht geäußert zu werden, es muß nur alles Handeln im Grunde auf ihr beruhen. Wo diese fehlt, kommt es zu Unsicherheit und Polypragmasie, und diese können auf die Dauer nicht zum Erfolg führen."

Im besonderen Maße gelten diese Worte für den Teeverordner.

Der Kräuterheilkunde geht es wie jeder anderen Therapie, sie muß auf Erweiterung des Wissens eingestellt sein. Forschung macht auch vor Heilpflanzen nicht halt. Man muß ihre Ergebnisse und Erkenntnisse nutzen und diese in sein vorhandenes Wissen einordnen. Denn der ist bald am Ende, der nur das **überlieferte** Wissen aufgreift. Wir sollen Ballast abwerfen können, um Neues, Wichtigeres aufzunehmen.

GRUNDLAGEN ZUR KRÄUTERTEE-VERORDNUNG

Der Besitz eines Rezeptverzeichnisses macht ebensowenig aus einem Heilpraktiker einen erfolgreichen Tee-Verordner, wie ein Vokabelheft zu einer fließend gesprochenen Fremdsprache verhilft. Aber beide sind notwendig, besonders im Anfang.

Gewisse fundamentale Grundkenntnisse der allgemeinen Botanik sind Voraussetzung. Diese lassen sich heute durch kurzgefaßte Kompendien gut erarbeiten, ohne zu belasten.

Weiter gehört zum Rüstzeug eines der Handbücher der Kräuterheilkunde. Vertiefte Kenntnisse einer Reihe von Heilpflanzen muß sich der Verordner im Laufe der praktischen Tätigkeit erarbeiten, will er es zur Beherrschung der Kräuterheilkunde bringen.

Es ist kein schlechter Rat, wenn man sich an den Slogan hält: „Nutz' die Erfahrung anderer, lies Fachbücher!"

ZUR TECHNIK DER TEE-VERORDNUNG

Das Teerezept

Das erfolgreiche Rezeptieren von Tees setzt zweierlei voraus:

1. die Beherrschung der Pharmakognosie der Heilpflanzen, also der Materia medica plantarum,

   und

2. die Kunst des Rezeptierens an sich.

Einzeldroge oder Kräutermischung?

Diese Frage ist schon oft Gegenstand wissenschaftlicher Diskussionen gewesen, in denen beide Seiten ihren Standpunkt begründen konnten.

Der Praktiker muß die Materie so weit beherrschen, daß er im Einzelfall selbst entscheiden kann, wie er rezeptieren will.

Zwischen der Verwendung nur einer Droge und der Mischung mehrerer Drogen liegt auch hier der Weg in der Mitte. Zu umfangreiche Rezepturen vermeide man, weil deren Wirkung oft nicht mehr zu übersehen ist, und weil bei einer „Universalwirkung" der Weg zur Lächerlichkeit nicht sehr weit ist.

Deutsche oder lateinische Bezeichnungen auf dem Rezeptformular?

Die Sprache der Wissenschaft ist Latein und – von besonderer Wichtigkeit – diese Sprache wird von den Wissenschaftlern aller Länder verstanden. In bezug auf unser Rezept hat die **lateinische** Drogenbezeichnung den großen Vorteil, daß sie **unverwechselbar** ist. Deutsche Namen von Heilpflanzen sind oft mundartlich gefärbt und wechseln von Gegend zu Gegend.

Hierzu einige Beispiele: Herba Taraxaci, Löwenzahnkraut, heißt auch Papenkraut und Pferdekraut (neben vielen anderen Bezeichnungen). Die Bezeichnung Pferdekraut wird aber auch für Herba Tanaceti gebraucht. Fünffingerkraut kann Herba Anserinae und Herba Agrimoniae sein, und Fünfaderkraut steht für Herba Plantaginis und für Folia Malvae! Aus diesen Gründen verlangt das Rezept die **lateinische** Drogenbezeichnung.

DER AUFBAU EINES TEEREZEPTES

Ohne auf die als bekannt vorauszusetzenden Positionen eines Rezeptformulars einzugehen, soll an dieser Stelle nur die Ordinatio als solche besprochen werden.

Die Ordinatio eines Teerezeptes umfaßt vier Grundbestandteile:

I. Das REMEDIUM CARDINALE, die Basis eines Rezeptes, welche die Hauptrichtung bestimmt, also z. B. „Magentee".

II. Das ADJUVANS, das unterstützende Mittel, welches I. ergänzt und wirkungsmäßig in gleicher Richtung arbeitet.

III. Das KORRIGENS, eine Droge, die den Geschmack beeinflußt (im guten Sinne), jedoch auch in der Richtung von I. und II. arbeiten sollte.

IV. Das KONSTITUENS, ein Füllmittel (optische Wirkung und kalkulatorische Korrektur). Auch dieses kann durchaus in der Richtung von I. und II. arbeiten.

Sehr wichtig beim Teerezept ist die

SIGNATUR

M. f. spec. (misce fiat species) steht schon da, aber nun kommt die sehr wichtige Anweisung, wie der Tee zubereitet, welche Menge der Teemischung pro Tasse genommen und wann der Tee getrunken werden soll. Man sollte gerade beim letzteren Punkt auf die Berufstätigkeit Rücksicht nehmen und nicht gerade Trinkzeiten verlangen, zu denen der Patient auf der Arbeitsstelle sitzt.

Der Verordner darf heute nicht immer voraussetzen, daß ein Patient weiß, wie man mit einem Kräutertee im Haushalt umgeht, vor allem nicht bei jüngeren Patienten.

Eine sorgfältig geschriebene Anweisung erhöht die Wirkung des Tees und den Behandlungserfolg des Verordners!

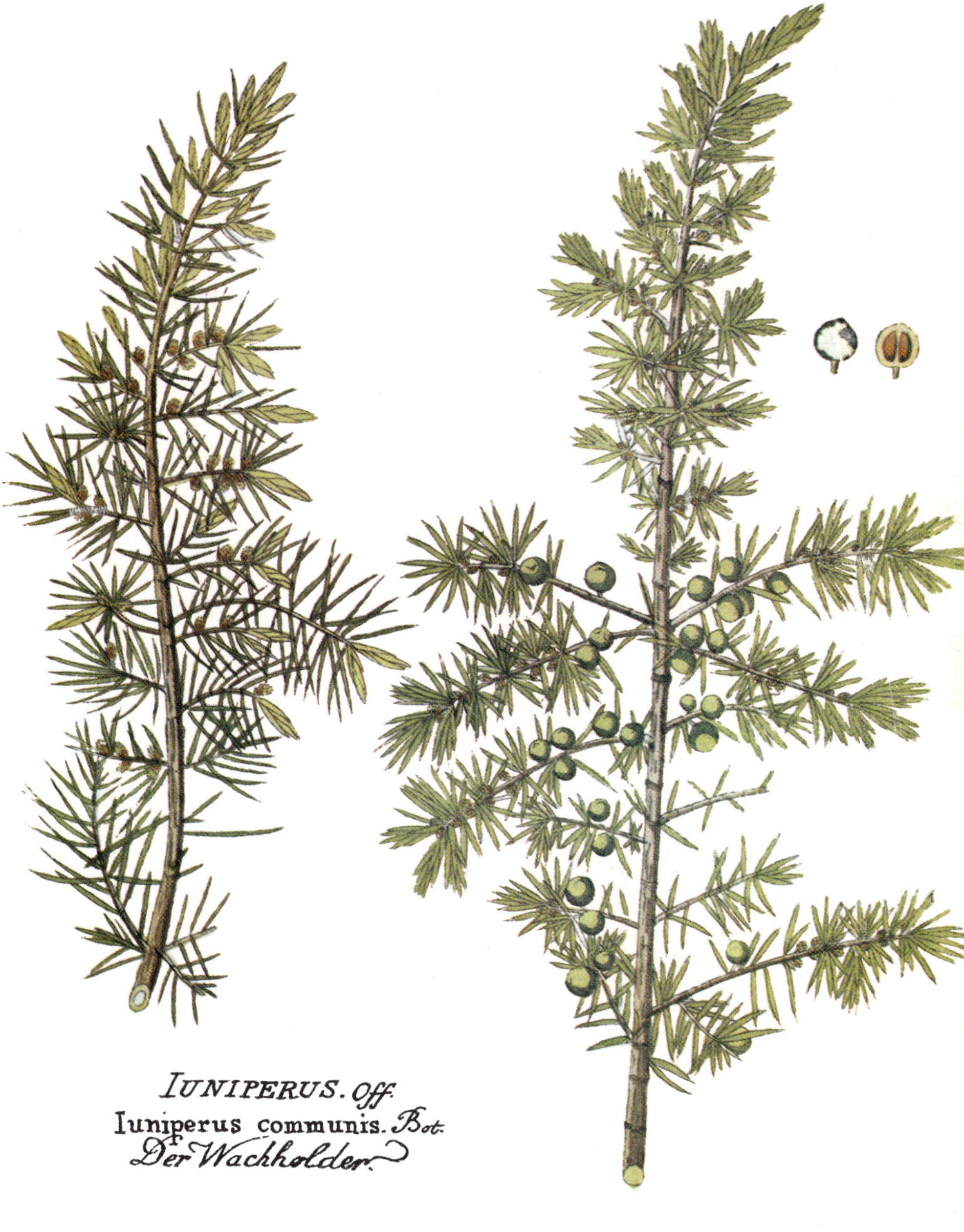

IUNIPERUS. Off.
Iuniperus communis. Bot.
Der Wachholder.

DIE ZUBEREITUNG EINES KRÄUTERTEES

1. **Aufguß,** Infus, lat. infusum
Man gießt kochendes Wasser über die Kräutermischung, läßt abgedeckt etwa 10 Minuten ziehen (oder so lange, wie man es im Rezept vermerkt hat).

2. **Abkochung,** Dekokt, lat. decoctum
Die Droge wird mit der entsprechenden Menge Wasser **gekocht.** Meist 5–10 Minuten, sonst Zeit wie auf dem Rezept angegeben. Man kann die Kräutermischung mit kaltem Wasser aufsetzen, zum Kochen bringen und dann kochen lassen. Oder man gießt kochendes Wasser auf und läßt die angegebene Zeit weiterkochen.

3. **Kaltauszug,** Mazeration, lat. maceratio
Die Teemischung wird für die Dauer von 6–8 Stunden beiseite gestellt (mit kaltem Wasser übergossen). Zum Trinken kann der Kaltauszug abgegossen und auf Trinkwärme gebracht werden.

4. Das **kombinierte Verfahren,** Mazerations-Teildekokt.
Eine Drogenmenge, die für 2 Tassen bestimmt ist, wird nach 3 ausgezogen. Dann wird abgeseiht (durch ein Tuch oder Sieb gegossen) und die übriggebliebene Drogenmischung mit einer Tasse Wasser als Infus oder Dekokt weiterverarbeitet. Zuletzt werden Kaltauszug und die heiße Zubereitung vereinigt.

Blätter und Blüten bereitet man nach den Verfahren 1 oder 3, Rinden, Wurzeln und Hölzer nach Verfahren 2. Das kombinierte Verfahren 4 eignet sich für kompliziert zusammengesetzte Rezepte, in denen alle Pflanzenteile verwendet werden.

Ein Tee kann nur dann wirken, wenn der Patient ihn sich auch zubereitet. Daher ist es angebracht, keine zu komplizierten Vorschriften zu geben und sich auf die Anwendungsvorschrift 1 zu beschränken, wenn es möglich ist. Der Verordner ist dann sicher, daß der Tee auch getrunken wird. „Gerade das Versäumnis innerhalb der Sache“ (KARL) ist es nämlich, was die Verordnung von Kräutertees in den letzten Jahrzehnten ins Hintertreffen geführt hat.

Einmal lag es an der Unüberschaubarkeit langer Rezepturen und zum anderen an der sich daraus ergebenden Schlußfolgerung, es müsse sich um ein „Universalmittel“ handeln. Weiter hat uns die Unsicherheit in der Dosierungsfrage geschadet und die sich daraus ergebende schematische Verordnung. Nur das pharmakognostisch und pharmakologisch durchdachte Rezept einerseits und eine vom Patienten durchführbare Zubereitungsform und Einnehmevorschrift andererseits können dem Kräutertee wieder die Stellung erobern, die ihm auch im „chemischen Zeitalter“ zusteht und die durchaus vertretbar ist.

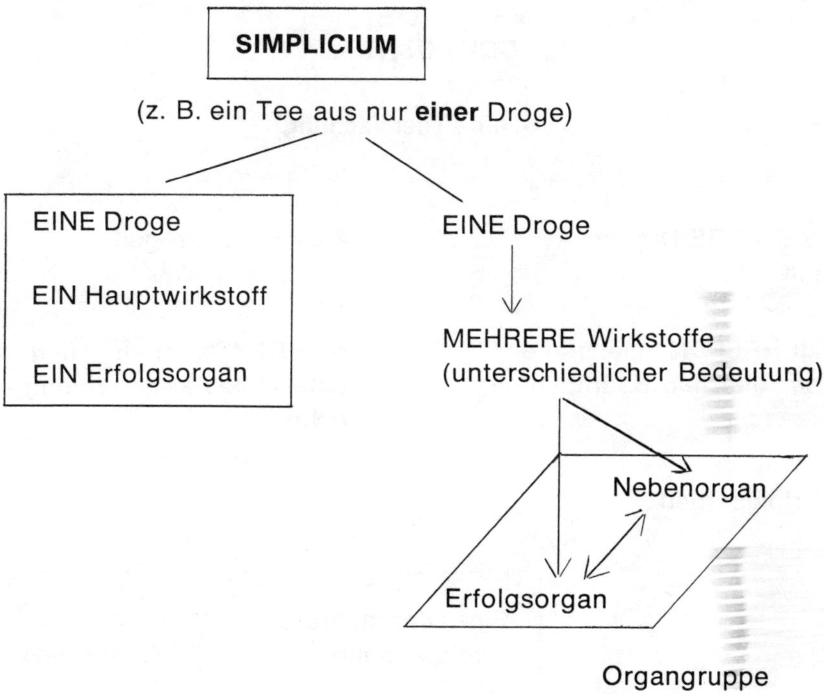
SIMPLICIUM
(z. B. ein Tee aus nur **einer** Droge)
EINE Droge
EIN Hauptwirkstoff
EIN Erfolgsorgan
EINE Droge
MEHRERE Wirkstoffe
(unterschiedlicher Bedeutung)
Nebenorgan
Erfolgsorgan
Organgruppe

COMPOSITUM

(z. B. eine Tee**mischung**)

MEHRERE Drogen
mit

MEHREREN Inhaltstoffen
der **gleichen** Hauptrichtung

↓

Erfolgsorgan

MEHRERE Drogen
mit

MEHREREN Inhaltstoffen
unterschiedlicher Wirkungs-
richtung

Ein- oder mehrere
Erfolgsorgane ⟷ Nebenorgane

Organgruppe

Der Mensch unserer Zeit ist viel aufgeschlossener und Kräutertee-freundlicher, als er oft hingestellt wird. Er wünscht aber eine sachlich untermauerte Information und Argumentation für eine solche Verordnung.

WAS BLEIBT AN WIRKSTOFFEN IN DER TEEZUBEREITUNG?

Wer einen Tee verordnet, der wird sich über kurz oder lang die Frage stellen, was von den Inhaltstoffen der Drogen im fertigen Kräutertee noch enthalten sein mag.

Sehr umfangreiche und sorgfältige Studien zu diesem Thema hat schon vor Jahrzehnten Dr. Gerhard MADAUS angestellt, dessen Ergebnisse hier zitiert seien*).

In seinem „Lehrbuch der biologischen Heilmittel“ Band I schreibt Dr. MADAUS:

Verluste, die bei Tee-Abkochungen eintreten.

1. **Alkaloide und Glykoside:**
   Es sind schätzungsweise $^2/_3$ dieser Gruppe als löslich zu bezeichnen. Von den Glykosiden sind die meisten in heißem Wasser löslich.
   Nicht löslich sind von Digitalis-Glykosiden: Digitophyllin, Digitoxin[1]). Andere unlösliche sind Hederin, Elaterin, Vincetoxin (z. T.), Gentin, links dr. Cocain u. a.[1]). Von den Alkaloiden sind weit mehr unlöslich, z. B. sind von China 5 Alkaloide nicht löslich, von Opium 11, von Hydrastis 3, von Aconit 3. Auch sehr bekannte wie Strychnin, Ergotinin, Chelidonin, Gelsemin, Seneciofolin sind unlöslich).

*) Mit frdl. Genehmigung des Hauses Dr. Madaus & Co.

[1]) Dennoch sind die Digitalisglykoside sämtlich im Infus zu finden, weil die Glykoside gegenseitig ihre Löslichkeit erhöhen bzw. durch die Saponine löslich gemacht werden.

2. **Amara:**
Die Bitterstoffe sind in heißem Wasser fast alle löslich.

3. **Acria:**
Da diese Stoffe in der trockenen Pflanze schon fehlen, kommen sie nicht zur Wirkung.

4. **Enzyme** werden durch Hitze zwischen 50 und 70,3° inaktiviert, gehen also meistens verloren.

5. **Hormone:**
Das **Follikelhormon** ist löslich in Wasser und hitzebeständig bis 250°C[3]).
Das **Auxin** ist löslich in Wasser und hitzebeständig gegen 120° C[4]).
Glukokinine sind wasserlöslich und gegen kurzes Erhitzen widerstandsfähig.
Das **Wundhormon** ist in Gegenwart von Wasser (Sauerstoff?) hitzeempfindlich.
Getrocknet ist es nicht hitzeempfindlich bei 100°.
Das **Antiwundhormon** ist in der Droge nicht mehr enthalten.
Pflanzensekretine sind wasserlöslich und kochbeständig.
Thyreotropine sind wasserlöslich und kochbeständig.

6. **Vitamine:**
B1 ist wasserlöslich und beständig bei Temperaturen bis 100°, B2 ebenso wie B1.
C geht bei Erhitzung in Gegenwart von Sauerstoff verloren, es ist wasserlöslich, geht aber vorher beim Trocknen verloren.
E ist **wasserunlöslich.**
Einer der Faktoren E wird durch Erhitzen zerstört.

7. **Eiweiße**
sind zum Teil wasserlöslich, werden aber durch Erhitzen koaguliert.

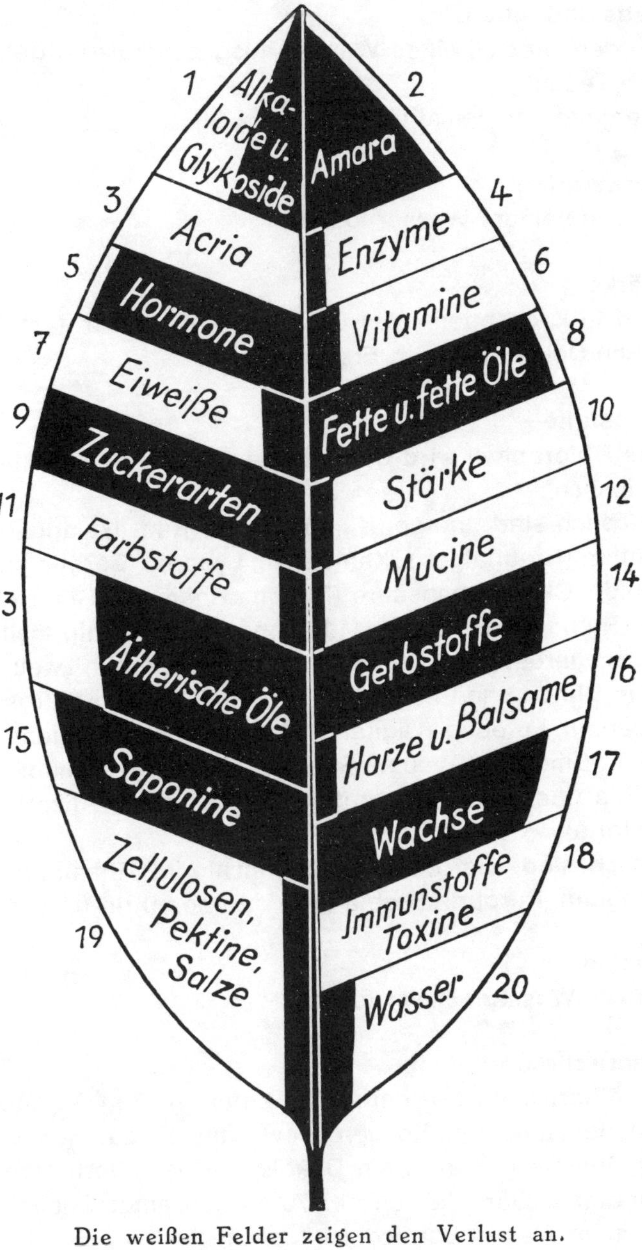

Die weißen Felder zeigen den Verlust an.

8. **Fette und fette Öle**
werden durch heißes Wasser ausgeschmolzen, gelangen in den Teeaufguß.
Sie gelten als leicht geschädigt.

9. **Zuckerarten**
sind in heißem Wasser löslich.

10. **Stärke**
wird in kochendem Wasser verkleistert und tritt im gewöhnlichen Dekokt kaum in Erscheinung.

11. **Farbstoffe**
Das Chlorophyll wird durch Hitze zersetzt und ist nicht wasserlöslich.
Unlöslich sind: Indigo, Kämpferid (in Rad. Galangae), Fucoxanthin (Braunalgen), Xantophyll, Lycopin, Carotin und Carotinoide, Chrysophansäure (Rheum, Rhamnus, Rumex), Rubiadin (Rubia tinct.), Juglans (Juglans regia). **Wenig löslich** sind: Viola quercetin (in vielen Pflanzen), Quercetin (weit verbreitet in Blüten und Pflanzenteilen), Apiin (Apium petroselinum), Galangin, Luteolin (Digitalis, Genista tinct.), Apigenin (Petersilie), Emodin (Rheum, Rhamn. frangula), Pseudopurpurin (Rubia tinct.), Purpuroxanthin (Rubia tinct.), Alizarin (Rubia tinctoria).
Löslich sind: Berberin, Delphininchlorid, Rhamnetin, Aloin, Frangulin, Purpurin (Rubia tinct.), Ruberythrin (Rub. tinct.).

12. **Mucine**
sind im Wasser schwer löslich.

13. **Ätherische Öle:**
Die ätherischen Öle gehen bei einem heißen Aufguß in den Tee, bei zu langem Kochen entweichen sie aus dem Dekokt.
Die Senföle gehen in ein Dekokt nur nach vorherigem zweistündigem Gärenlassen bei 70°; das Senföl Cheirolin ist in warmem Wasser beträchtlich löslich.

14. **Die Gerbstoffe**
sind in heißem Wasser leicht, schwer und auch nicht löslich. Leicht löslich sind der Eichen-Gerbstoff, verschiedene Tannine, in heißem Wasser auch das der Hamamelis. Hingegen sind die Catechine und die Ellagsäure weniger löslich, unlöslich ist Tetrarin.

15. **Saponine**
sind mit Ausnahme der sogenannten Saponinsäuren oder sauren Saponine, die sich nur in alkalisch gemachtem Wasser lösen, sehr leicht in Wasser löslich.

16. **Harze und Balsame**
sind auch in heißem Wasser wenig löslich.

17. **Wachse**
sind in heißem Wasser ausschmelzbar, aber nicht löslich.

18. **Immunstoffe, Toxine** werden im allgemeinen durch längere Einwirkung von Temperaturen bis 70° zerstört.

19. **Zellulosen, Pektine, Salze.** Die Zellulosen sind in heißem Wasser unlöslich. Die Pektine lösen sich gallertartig. Die Salze sind zum großen Teil löslich.

Anhang: **Cholagoga** werden in Dekokten unlöslich (nach GRAEFE-HEIDE, Klin. Wschrift 1935, 1, 22).

Über diesen Wirkstoffschwund bei einer Tee-Zubereitung hinaus ist es noch von Wichtigkeit zu wissen, ob dieser Tee heiß oder kalt zubereitet werden sollte. Auch hier hat MADAUS umfangreiche Arbeit geleistet. Die folgende Abb. gibt einen Überblick.

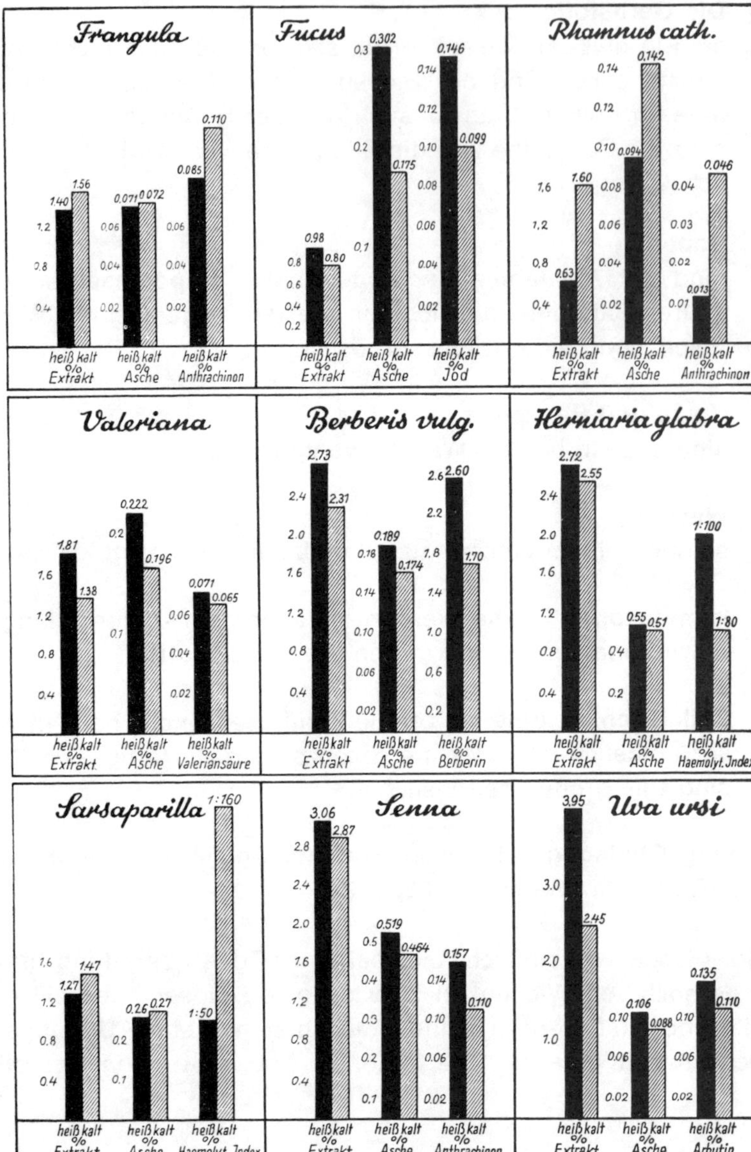

Die Unterschiede zwischen heiß und kalt zubereiteten Tees.

In der Abbildung sind Beispiele für die Unterschiede wiedergegeben, die sich bei den oben genannten Tees für beide Zubereitungsarten hinsichtlich Extrakt, Aschegehalt des Extraktes und charakteristische Wirkstoffe ergaben.

ABKÜRZUNGEN (auf Rezeptformularen gebräuchlich)

Pflanzen (Drogen-)teile

Bacc.	Baccae	Beeren
Bulb.	Bulbus	Zwiebel
Cort.	Cortex	Rinde
Flor.	Flores	Blüten
Fol.	Folia	Blätter
Fruct.	Fructus	Früchte
Gland.	Glandulae	Drüsenschuppen
Herb. (Hb.)	Herba	Kraut
Lich.	Lichen	Flechte
Lign.	Lignum	Holz
Pericarp.	Pericarpium	Fruchtschale
Pulp.	Pulpa	Fruchtfleisch
Rad.	Radix	Wurzel
Rhiz.	Rhizoma	Wurzelstock
Sem.	Semen	Samen
Stigm.	Stigmata	Griffel, Kolben
Stram.	Stramentum	Stroh
Strob.	Strobuli	Zapfen (Plural)
Summ.	Summitates	Zweigspitzen
Tub.	Tubera	Knollen
Tur.	Turiones	Sprosse

Abkürzungen für Zubereitungen
(soweit sie für ein Teerezept von Bedeutung sind)

Decoct.	Decoctum	Abkochung
Inf.	Infusum	Aufguß
Macer.	Maceratio	Kaltauszug
Pulv (Plv.)	Pulvis	Pulver
plv.	pulverisatus	gepulvert
Spec.	species	Kräutermischung

Abkürzungen für Zustandsformen von Pflanzen (Drogen-)teilen.

conc.	concisus	geschnitten
cont.	contusus	gequetscht
decort.	decorticatus	geschält
dep.	depuratus	gereinigt
immat.	immaturus	unreif
rec.	recens	frisch
sicc.	siccum	trocken
	siccatus	getrocknet

Abkürzungen für Anweisungen an den Apotheker:

āā	ana partes	zu gleichen Teilen
D.	da, detur, dentur	gib, es mögen gegeben werden
M. D. S.	misce, da, signa	Mische und verabfolge mit der Signatur . . .
M. f. spec.	Misce fiat species	Mische, damit es eine Teemischung werde
q. s.	quantum satis	soviel wie notwendig
S.	signa	Bezeichne sie (die Mischung nämlich) als z. B. Magentee

Weitere Abkürzungen:

D. A. B. VII oder DAB 7	Deutsches Arzneibuch 7. Ausgabe.
HAB	Homöopathisches Arzneibuch
Erg. B. 6	Ergänzungsbuch zum DAB 6
R. F.	Reichsformeln
F. M. B.	Formulae Magistrales Berolinses 1936

REZEPTTEIL

Die Rezepte sind aus praktischen Erwägungen heraus numeriert. Eine Nummer läßt sich auf der Karteikarte leichter als Verordnung vermerken als ein ganzes Teerezept.
Die bei den Rezepten in () stehenden Initialen geben die Autoren an, deren Büchern die Vorschriften entnommen sind.
Es bedeuten:

BA	Dr. Bernh. Aschner
JA	Josef Angerer
JK	Josef Karl
K	Ludwig Kroeber
L	Günther Lindemann
MC	Dr. Ernst Meyer-Camberg
S/Sch	Dr. Sauer/Dr. Schenk
W	Dr. R. F. Weiss

ABFÜHRTEES

1 (BA)

Rp.
Fol. Sennae
Fruct. Foeniculi
Rad. Liquiritiae āā 30,0
M. f. spec., S.: Abführtee
1 Teelöffel auf 1 Tasse, **kurz aufkochen,** abends 1 Tase ohne Zucker
Wird diese Teemischung nicht aufgekocht und wird Zucker genommen, dann ist der Tee wirkungslos.

2 (L)

Rp.

Fruct. Carvi	20,0
Fol. Menthae pip.	30,0
Fol. Sennae	20,0
Cort. Frangulae	30,0

M. f. spec., S.: Abführtee
1 Teelöffel auf 1 Tasse als Aufguß
Ein ausgesprochen milde wirkender Tee

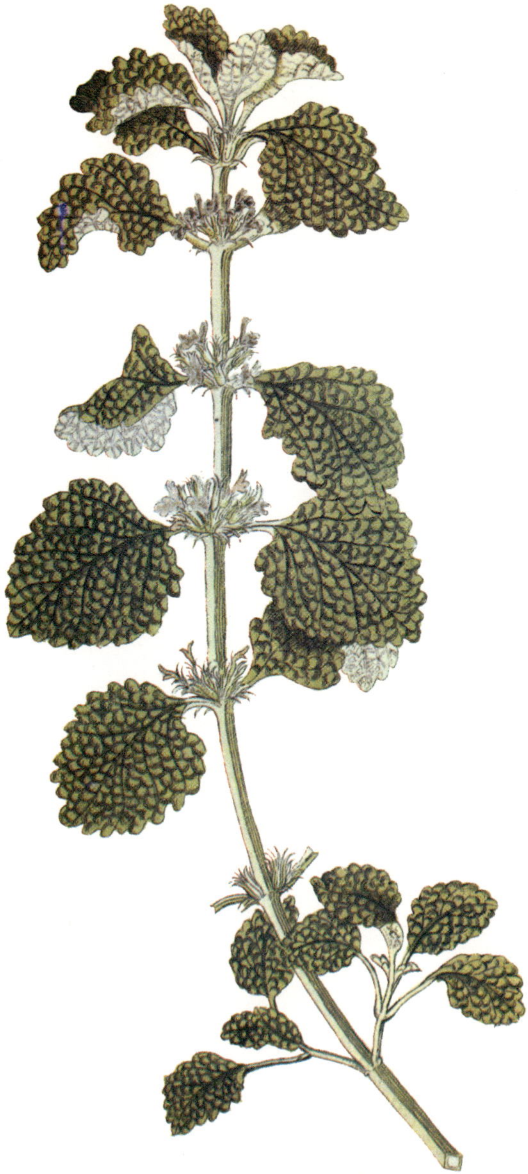

MARRUBIUM ALBUM. Off.
Marrubium vulgare. Bot.
Weisser Andorn.

3 (L)

Rp.

Cort. Frangulae	30,0
Herb. Violae tric.	40,0
Flor. Pruni spin.	30,0

M. f. spec.

1 Teelöffel auf 1 Tasse als Aufguß

Der Tee ist besonders dann geeignet, wenn „unreine Haut“ das Stichwort gibt.

ERKÄLTUNGSKRANKHEITEN

Gargarisma

4 (K)

Rp.		
Flor. Chamomillae		
Fol. Salviae	āā	15,0
Hb. Agrimoniae		20,0

M. f. spec.

D. S. 1 Teelöffel auf 1 Tasse als Aufguß, mehrmals täglich gurgeln

5 (K)

Rp.		
Fruct. Foeniculi		5,0
Rhiz. Tormentillae		
Cort. Quercus		
Fol. Salviae	āā	15,0

M. f. spec.

D. S. 1 Teelöffel mit 1 Tasse Wasser kalt ansetzen, einige Stunden ziehen lassen und kurz aufkochen. Mehrmals täglich gurgeln. Auch bei Stomatitis!

Expektorierende und auswurffördernde Tees

6 (MC)

Rp.		
Fruct. Anisi		
Herb. Veronicae		
Rad. Saponariae	āā	20,0
Flor. Sambuci		
Fol. Farfarae	āā	15,0
Rad. Violae		10,0
M. f. spec.		

D. S. 1 Eßlöffel auf 1 Tase Wasser als Abkochung, heiß trinken

7 (L)

Rp.		
Hba Polygoni avic.		
Fol. Farfarae	āā	25,0
M. f. spec.		

D. S. 1 Teelöffel auf 1 Tasse als Aufguß

Reizmildernd

8 (MC)
Rp.
Fruct. Foeniculi
Herb. Pulmonariae off.
Fol. Plantaginis āā 20,0
Fol. Farfarae 40,0
M. f. spec.
D. S. 1 Eßlöffel auf 1 Tasse als Aufguß, 20 min. ziehen lassen

9 (MC)
Rp.
Herb. Galeopsidis 40,0
Herb. Pulmonariae off.
Fol. Farfarae āā 30,0
M. f. spec.
D. S. 1 Eßlöffel auf 1 Tasse als Aufguß, mindestens 3–4 Tassen täglich

Hustenreiz

10 (MC)
Rp.
Rad. Inulae helenici 30,0
D. S. Zusammen mit 250,0 Wasser als Aufguß. Aufbewahren in einer Flasche und mehrmals täglich 1–2 Eßlöffel einnehmen.

Bronchial-Tees
Bronchitis acuta et chronica, Bronchiektasie

11 (K)
Rp.

Herb. Marrubii vulg.		
Herb. Plantaginis	āā	20,0
Flor. Primulae		
Herb. Veronicae	āā	30,0

M. f. spec.
D. S. 1 Teel. auf 1 Tasse als Aufguß, 3–4 x tgl. 1 Tasse.

12 (K)

Rp.

Hb. Plantaginis	10,0
Hb. Polygalae amarae	20,0
Hb. Veronicae	30,0
Hb. Violae tric.	40,0

M. f. spec.

1 Teel. auf 1 Tasse als Aufguß, mehrmals täglich 1 Tasse bei trockener Bronchitis.

13 (K)

Rp.

Fol. Farfarae	10,0
Hb. Plantaginis	20,0
Hb. Equiseti	30,0
Flor. Primulae	40,0

M. f. spec.

D. S. 1 Teelöffel auf 1 Tasse als Aufguß, mehrmals täglich 1 Tasse.

Asthma bronchiale
(Bronchitis foetida)

14 (L)

Rp.		
Fruct. Anisi		20,0
Hb. Thymi vulg.		40,0
Rad. Helenii (Rad. Inulae)		40,0

M. f. spec.
D. S. 1 Eßlöffel auf 1 Tasse als Aufguß, mindestens 15 Minuten ziehen lassen.

15 (MC)

Rp.		
Hb. Millefolii		
Fol. Farfarae		
Fl. Malvae silvestris		
Fl. Lavandulae	āā	25,0

M. f. spec.
D. S. 1 Eßlöffel auf 1 Tasse als Abkochung (!).

16 (L)
Rp.
Rad. Angelicae 50,0
D. S. 1 Teelöffel auf 1 Tasse als Aufguß (!!).
Bei Bedarf 1 Tasse, besonders bei Verkrampfungen im Brustraum.

17 (K)
Rp.

Hb. Galeopsidis	20,0
Hb. Equiseti	30,0
Hb. Polygoni avic.	50,0

M. f. spec.
D. S. 1 Eßlöffel auf 1 Tasse als Abkochung.
Dies ist der sogenannte Kieselsäuretee, früher auch als Lungentee bezeichnet.

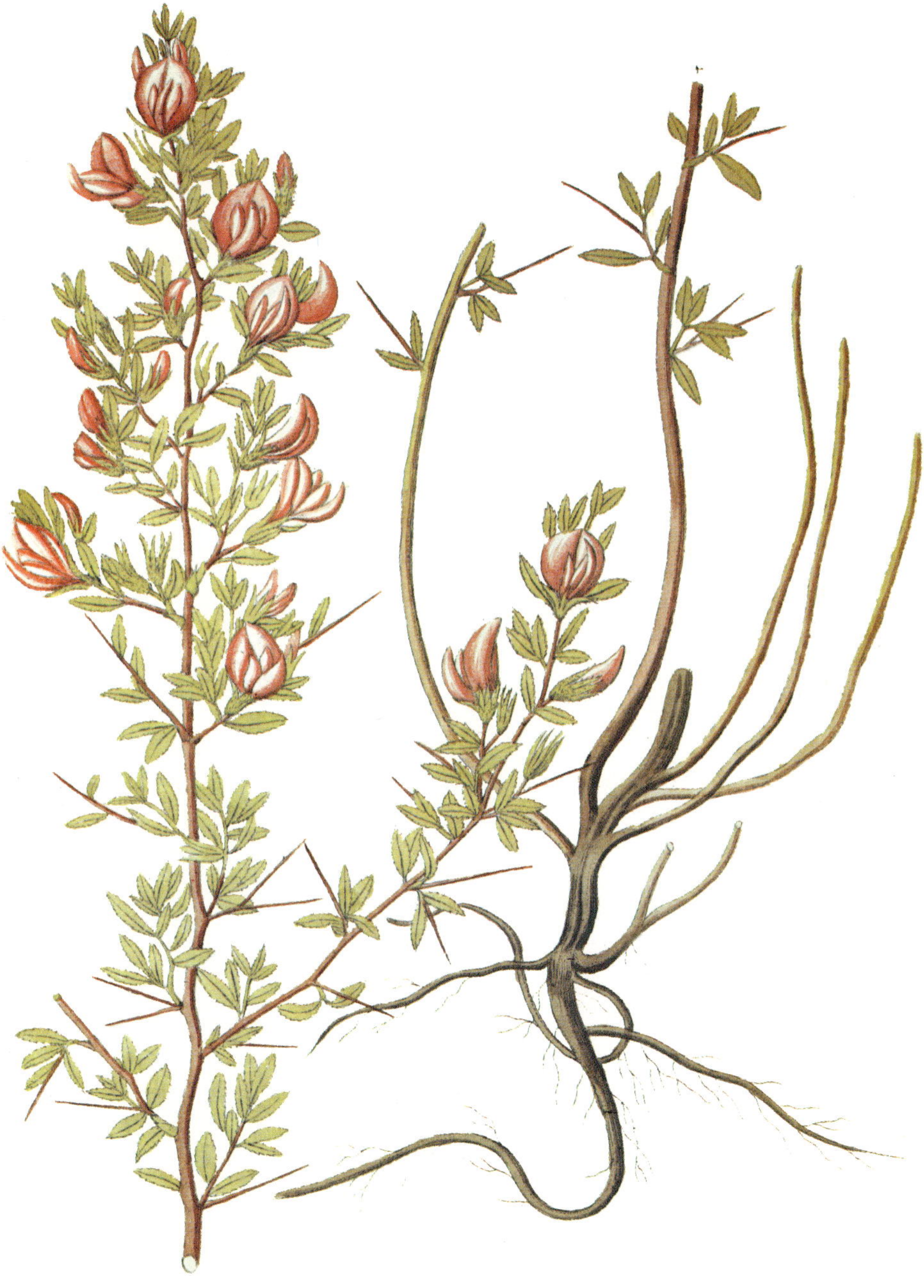

ONONIS. Off. Ononis spinosa. Bot. Die Hauhechel.

18 (L)

„Bunter Brusttee"

(eine optisch und dem Geruch nach patientenwirksame Zusammenstellung, die durch den guten Geschmack auch von Kindern gern getrunken wird. Sehr gute lösende Wirkung).

Rp.

Cort. Citri fruct.	40,0
Flor. Farfarae	20,0
Flor. Lavandulae	50,0
Flor. Stoechados citr.	50,0
Flor. Tiliae	120,0
Fol. Farfarae	220,0
Fruct. Anisis vulg.	50,0
Fruct. Foeniculi	50,0
Rad. Althaeae	50,0
Rad. Helenii.(Rad. Inulae)	100,0
Rad. Liquiritiae	50,0
Rad. Pimpinellae	50,0

Eine solche Menge kann nicht einem einzelnen Patienten verordnet werden. Es ist zweckmäßig, dieses Rezept vom Apotheker als Vorrat herstellen zu lassen, von welchem er dann gemäß Rezept (evtl. Deckname) abgibt.

D. S. 1 Teelöffel auf 1 Tasse als Aufguß, 10 Min. ziehen lassen. Mehrmals tägl. 1 Tasse, mit schwarzem oder braunem Kandis süßen.

LEBER-GALLE-TEES

Die drei **erstrangigen Leber**drogen:
Carduus marianus – Mariendistel (Samen)
Peumus Boldo Molina – Boldobaum (Blätter)
Quassia amara – Bitterholzbaum (Holz)
Alle anderen Drogen zu diesem Thema beziehen sich auf die **Systemeinheit Leber – Galle – Gallenwege**

19 (JK)

Rp.

Sem. Card. mar.	50,0
Rad. Taraxaci c. Hb.	20,0
Fruct. Carvi	20,0
Cort. Frangulae	10,0

M. f. spec.

D. S. 1 Teelöffel auf eine Tasse Wasser, 3 Minuten kochen. Tagsüber schluckweise 2 Tassen oder 3 x $^1/_2$ Tasse vor dem Essen.

20 (JK)

Rp.		
Fol. Boldo		30,0
Lign. Quassiae		10,0
Hb. Chelidonii		15,0
Fruct. Foeniculi		15,0
Fruct. Anisi		20,0
Aloe		10,0
M. f. spec.		

D. S. $^1/_2$ Teelöffel bis 1 Teelöffel nach dem kombinierten Verfahren. Abends 1 Tasse. Mindestens für die Dauer von 6 Wochen verordnen.

Cholagog und choleretisch

21 (BA)

Rp.		
Rhiz. Curcumae		
Fol. Menthae pip.	āā	25,0
Rad. Taraxaci c. Hb.		
Fruct. Carvi	āā	20,0
Rhiz. Rhei		10,0
M. f. spec.		

1 Teelöffel auf 1 Tasse als Aufguß, mittags und abends 1 Tasse

22 (S/Sch)

Rp.

Rhiz. Curcumae		70,0
Rhiz. Calami		30,0

M. f. spec.

D. S. 1 Eßlöffel auf 1 Tasse, 3 Minuten kochen lassen. 3 x tägl. 1 Tasse als Kur von mindestens 6 Wochen.

23 (S/Sch)

Rp.

Fol. Boldo		40,0
Hb. Chelidonii		
Rad. Cichorii		
Flor. Lavandulae	āā	20,0

M. f. spec.

D. S. 2 Teelöffel auf 1 Tasse als Aufguß, 15 Minuten ziehen lassen, 3 Tassen täglich als Kur von 4–6 Wochen.

24 (MC)

Rp.

Rad. Rhei		10,0
Hb. Marrubii		
Hb. Agrimoniae eup.	āā	20,0
Fol. Menth. pip.		50,0

M. f. spec.

D. S. 1 Eßlöffel auf 1 Tasse als Aufguß, 2 x täglich 1 Tasse ½ Stunde vor dem Essen.

Leberschutz-Therapie

25 (S/Sch)

Rp.

Sem. Cardui Mariae		
Fol. Menthae pip.	āā	30,0
Hb. Millefolii		
Flor. Stoechados	āā	20,0

M. f. spec.

1 Teelöfel auf 1 Tasse als Aufguß, 10 Minuten ziehen lassen, morgens und abends 1 Tasse über mehrere Wochen trinken.

Chronische Leberleiden, zugleich Leberschutztherapie

26 (L)

Rp.

Fol. Combreti	10,0
Flor. Stoechados citr.	10,0
Hb. Absinthii	5,0
Hb. Agrimoniae	20,0
Hb. Fumariae	10,0
Hb. Millefolii	15,0
Rad. Angelicae	10,0
Rad. Taraxaci c. Hb.	10,0
Rhiz. Curcumae	10,0

M. f. spec.

D. S. 1 Teelöffel auf 1 Tasse als Aufguß, 15 Minuten ziehen lassen. 2 Tassen tägl. ohne Zucker. Beste Zeit: mittags 14 Uhr.

MAGEN-TEES

Bitter-Tees

27 (L)

Rp.

Fol. Trifolii fibr.	50,0
Hb. Centaurii	30,0
Hb. Absinthii	20,0

M. f. spec.

D. S. 1/2 Teelöffel (nicht mehr!) auf 1 Tasse als Aufguß. Zur Anregung der Magensaftbildung.

28 (L)

Rp.

Rad. Angelicae	30,0
Rad. Gentianae	10,0
Hb. Millefolii	40,0
Hb. Marrubii	20,0

M. f. spec.

D. S. 1 Teelöffel auf 1 Tasse als Aufguß (!), 1/2 Stunde vor den Mahlzeiten. Zur Anregung des Appetits.

Gastro-cardialer Symptomenkomplex

29 (L)

Rp.

Rad. Angelicae	30,0
Hb. Thymi serp.	20,0
Fol. Menth. pip.	10,0
Rad. Liquiritiae	10,0
Fruct. Foeniculi	30,0

M. f. spec.

D. S. 1 Teelöffel auf 1 Tasse als Aufguß, 10 Minuten ziehen lassen. 1 Tasse nach der Mahlzeit ohne Zucker.

Latente Magenschleimhautentzündung

30 (L)

Rp.

Hb. Anserinae	40,0
Flor. Calendulae	20,0
Fruct. Foeniculi	10,0
Flor. Chamomillae	30,0

M. f. spec.

1 Teelöffel auf 1 Tasse als Aufguß, nicht zu heiß trinken, ohne Zucker, mehrmals täglich 1 Tasse.

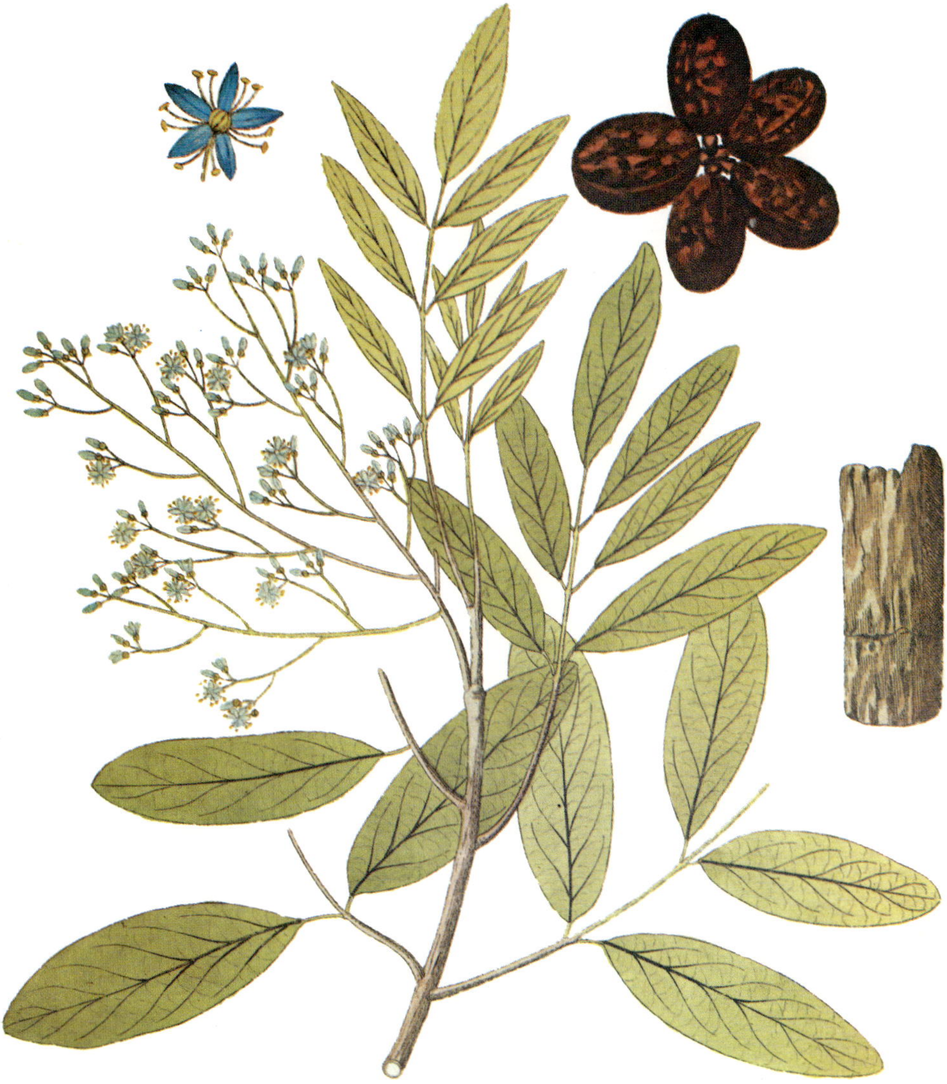

SIMARUBA. Off.
Quassia Simaruba *Bot.*
Simarubabaum.

Akute Magenschleimhautentzündung

30a (L)

Rp.

Hb. Anserinae

Flor. chamomillae āā 20,0

M. f. spec.

D. S. 1 Teelöffel auf 1 Tasse als Aufguß, ohne Zucker, nicht zu heiß trinken, mehrmals 1 Tasse.

NIERENTEES und BLASENTEES

Förderung der Diurese

31 (K)

Rp.

Fruct. Juniperi		60,0
Fruct. Foeniculi		
Rad. Liquiritiae	āā	20,0

M. f. spec.

D. S. 1 Teelöffel auf 1 Tasse als Aufguß und kurz nachkochen lassen.

Mehrere Tassen täglich.

Achtung: Diesen Tee nicht bei Schwangerschaft und bei akuter Nierenentzündung trinken lassen.

32 (L)

Rp.

Fol. Betulae	30,0
Hb. Urticae	30,0
Hb. Equiseti	20,0
Hb. Virgaureae	20,0

M. f. spec.

D. S. 1 Teelöffel auf 1 Tasse als Aufguß. Mehrere Tassen täglich, nicht bei akuter Nierenentzündung.

33 (S/Sch)

Rp.

Hb. Virgaureae	35,0
Fruct. Petroselini	10,0
Fruct. Juniperi	5,0

M. f. spec.

D. S. 2 Teelöffel auf 1 Tasse als Aufguß, 15 Minuten ziehen lassen. 3 Tassen täglich. Nicht länger als 3 Wochen verabreichen.

34 (S/Sch)

Rp.

Fol. Maté	20,0
Fol. Theae nigr.	30,0
Fol. Orthosiphonis	50,0

M. f. spec.

D. S. 1 Teelöffel auf 1 Tasse als Aufguß, 10 Minuten ziehen lassen. Mehrere Tassen täglich als längere Kur.

35 (MC)

Rp.		
Hb. Spart. scop.		20,0
Hb. Polygoni avic.		
Hb. Equiseti	āā	25,0
Fol. Betulae		30,0
M. f. spec.		

D. S. 1 Eßlöffel auf 1 Tasse, Abkochung, 3 x 1 Tasse täglich.

36 (S/Sch)

Rp.		
Fol. Uvae ursi		70,0
Hb. Centaurii		
Fruct. Carvi	āā	15,0
M. f. spec.		

D. S. 1 Eßlöffel auf 1 Tasse Wasser, kalt ansetzen und 4 Stunden ziehen lassen. 3–4 Tassen täglich, nicht länger als 4 Wochen trinken lassen.

Desinfektion der ableitenden Harnwege (ohne Diureseverstärkung)

Magenschleimhautwirkung als unerwünschte Nebenwirkung! Daher die Beigabe von Hb. Centaurii. Hydrochinon ist auch bei Verwendung von Arbutindrogen in therapeutischen Dosen ein Blutgift, daher die zeitliche Beschränkung.

Akute Nephritis

37 (JK)

Rp.		
Fol. Bucco		
Fol. Uvae ursi		
Hb. Ericae	āā	20,0
Rad. Levistici		
Rad. Ononidis	āā	10,0
M. f. spec.		

1 Teelöffel auf 1 Tasse als Aufguß, ziehen lassen, mehrere Tassen täglich.

38 (K)

Rp.		
Hb. Fragariae		
Hb. Urticae		
Fol. Rub. fruticosi	āā	10,0
Fol. Betulae		20,0
Sem. Lini		50,0
M. f. spec.		

D. S. 1 Teelöffel auf 1 Tasse als Aufguß. 1–2 Tassen täglich.

Chronische Nephritiden und Nephrosen

39 (K)

Rp.		
Hb. Veronicae		
Hb. Polygoni avic.	āā	30,0
Hb. Agrimoniae		40,0
M. f. spec.		

D. S. 1 Teelöffel auf 1 Tasse als Aufguß, täglich 1 Tasse als Kur.

40 (JK)

Rp.	
Fruct. Berberidis	20,0
Bacc. Juniperi	10,0
Hb. Equiseti	20,0
Hb. Virgaureae	20,0
Fruct. Cynosbati	30,0
M. f. spec.	

D. S. 1 Eßlöffel auf 1 Tasse, kurz aufkochen! 1–2 Tassen täglich.

desgl. mit Hypertonie

41 (MC)

Rp.

Hb. Equiseti		
Fol Betulae	āā	40,0
Stip. Visci		20,0

M. f. spec.

D. S. 1 Eßlöffel auf 1 Tasse als Aufguß.

3 x 1 Tasse täglich

Schrumpfniere

42 (K)

Rp.

Rad. Ononidis		
Rad. Levistici		
Rhiz. Graminis	āā	20,0
Rad. Sarsaparillae		40,0

M. f. spec.

D. S. 1 Teelöffel auf 1 Tasse als Abkochung. Täglich 2 Tassen. (Auch abwechseln mit einem Tee aus Fol. Orthosyphonis als Einzeldroge.)

Bei dieser Erkrankung die Grenzen der Teewirkung beachten. Der Verordner sollte aber an einem Teerezept nicht vorbeigehen!

Steinbildung

43 (K)

Rp.
Hb. Genistae
Fruct. Cynosbati

Hb. Polygoni avic.	āā	20,0
Hb. Equiseti		40,0

M. f. spec.
D. S. 1 Eßlöffel auf 1 Tasse als Aufguß. Zum Frühstück 1–2 Tassen Tee bis zu 1 Liter auf einmal trinken, Harn anhalten und unter starkem Druck nach heißem Sitzbad entleeren.

44 (MC)

Rp.
Rad. Ebuli
Rad. Urticae
Rad. Carlinae
Rhiz. Calami

Fol Menth. pip.	āā	5,0
Hb. Equiseti		20,0
Flor. Sambuci		
Flor. Tiliae		
Fruct. Juniperi	āā	15,0
Sem. Cynosbati		ad 100,0

M. f. spec.
D. S. 1 Eßlöffel auf 1 Tasse als Abkochung, morgens 2 Tassen.

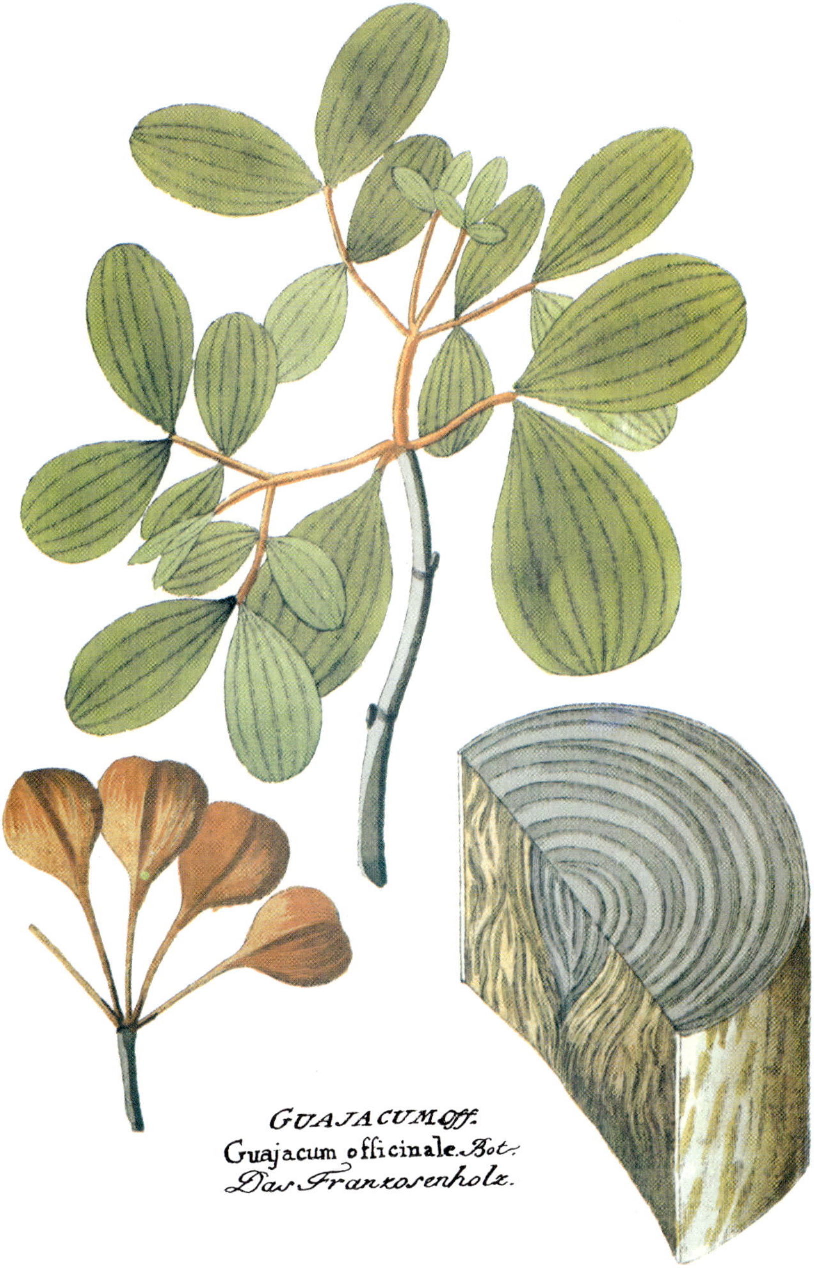

GUAJACUM off.
Guajacum officinale. Bot.
Das Franzosenholz.

45 (BA)
Rp.
Hb. Saxifragae
Hb. Virgaureae
Fruct. Cynosbati āā 30,0
M. f. spec.
D. S. 3 Tassen täglich.

Harnverhalten

46 (K)
Rp.
Rad. Valerianae
Hb. Melissae āā 20,0
Hb. Anserinae
Hb. Rutae hort. āā 30,0
M. f. spec.
D. S. 1 Teelöffel auf 1 Tasse als Aufguß.

Haematurie

47 (MC)

Rp.

Rhiz. Tormentillae		60,0
Hb. Pulmonariae		
Flor. Bellis perenn.	āā	20,0

M. f. spec.

D. S. 1 Teelöffel auf 1 Tasse als Abkochung, mehrmals täglich 1 Tasse bis zur Blutstillung. Ursache erforschen und behandeln!

Urämie

48 (MC)

Rp.

Rad. Sarsaparillae		
Rad. Caricis arenariae	āā	30,0
Rad. Levistici		
Hb. Virgaureae	āā	20,0

M. f. spec.

D. S. 2 Eßlöffel auf 1 Tasse als Abkochung.
3 x täglich 1–2 Tassen.

Bettnässen

49 (MC)

Rp.

Flor. Arnicae	30,0
Hb. Agrimoniae	70,0

M. f. spec.

D. S. 1 Teelöffel auf eine Tasse als Aufguß, abends 18 Uhr eine Tasse warm trinken lassen.

50 (MC)

Rp.

Flor. Arnicae	30,0
Hb. Millefolii	70,0

M. f. spec.

D. S. wie 49.

Chronische Nierenentzündung mit Albuminurie

51
Hier sollte man besonders an eine Einzeldroge denken: Hb. Virgaureae, 1 Eßlöffel auf 1 Tasse als Aufguß. Mehrere Tassen täglich.

Über die Wirkung **diuresefördernder** und **stoffausscheidender** Heilpflanzen[1])

Harnmenge

Rad. Ononidis →[2]) Bacc. Juniperi → Hb. Equiseti → Rad. Liquiritiae

Stickstoffausscheidung

Bacc. Juniperi → Rad. Ononidis → Rad. Levistici → Hb. Equiseti → Rad. Liquiritiae → Fol. Betulae

Chloridausscheidung (Harnchlorid)

Rad. Ononidis → Rd. Levistici → Bacc. Juniperi → Fol. Betulae → Rad. Liquiritae
(an diese Stelle gehören auch Koemis Koetjing und B. Urticae; d. Verf.)

[1]) **Vollmer,** Archiv f. exp. Pathologie und Pharmakologie, 1937, S. 574 ff.
[2]) Die folgende Droge ist jeweils schwächer in ihrer Wirkung als die vorhergehende.

HERZ-KREISLAUF

Herztees (Grenzen der Teeverordnung beachten)

Reizleitungsstörungen

52 (K)

Rp.	
Hb. Sarothamni scop.	30,0
Hb. Leonuri card.	20,0
Fol. Melissae	40,0
Fol. Menthae pip.	10,0
M. f. spec.	

D. S. 2 Teelöffel auf 1 Tasse als Aufguß, 10 Min. ziehen lassen. 2–3 Tassen täglich.

Arrythmie, Extrasystolen

53

Rp.	
Hb. Sarothamni scop.	25,0
Hb. Millefolii	15,0
Rad. Valerianae	10,0
M. f. spec.	

D. S. 1 Teelöffel auf 1 Tasse als Aufguß, 1–2 Tassen tagsüber schluckweise.

Tachycardie

54 (MC)

Rp.

Hb. Sparti scop.	50,0
Hb. Millefolii	30,0
Rad. Valerianae	20,0

M. f. spec.

D. S. 1 Teelöffel auf 1 Tasse als Aufguß, tagsüber 2 Tassen schluckweise.

Nervöse Herzbeschwerden

55 (K)

Rad. Valerianae
Flor. Lavandulae
Nb. Leonuri card.
Fruct. Carvi
Fruct. Foeniculi āā 20,0
M. f. spec.
D. S. 1 Teelöffel auf 1 Tasse als Aufguß, 3 x 1 Tasse täglich.

Herzmuskelschwäche

56 (L)

Rp.
Flor. Crataegi
Fol. Crataegi
Hb. Virgaureae ãã 25,0
M. f. spec.
D. S. 2 Teelöffel auf 1 Tasse als Aufguß, 10 Min. ziehen lassen.
2–3 Tassen täglich, kurmäßig.

desgl. mit geringen abendlichen Stauungsoedemen

57

Rp.
Flor. Crataegi 50,0
Hb. Equiseti 20,0
Hb. Polygoni 30,0
M. f. spec.
D. S. 1 Teelöffel auf 1 Tasse als Aufguß, 15 Min. ziehen lassen.
1–2 Tassen tagsüber.

Oedeme, Aszites

58

Rp.
Fol. Betulae
Rad. Ononidis
Hb. Sarothamni scop. āā 25,0
M. f. spec.
D. S. 1 Teelöffel auf 1 Tasse als Aufguß, 15 Min. ziehen lassen, 2–3 Tassen tagsüber.

Pectanginöse Zustände

59 (L)

Rp.
Hb. Rutae hort.
Hb. Anserinae āā 10,0
Stip. Visci 20,0
Hb. Millefolii
Hb. Equiseti āā 30,0
M. f. spec.
D. S. 1 Eßlöffel auf 1 Tasse, kalt ansetzen, dann aufkochen. 2 Tassen täglich.

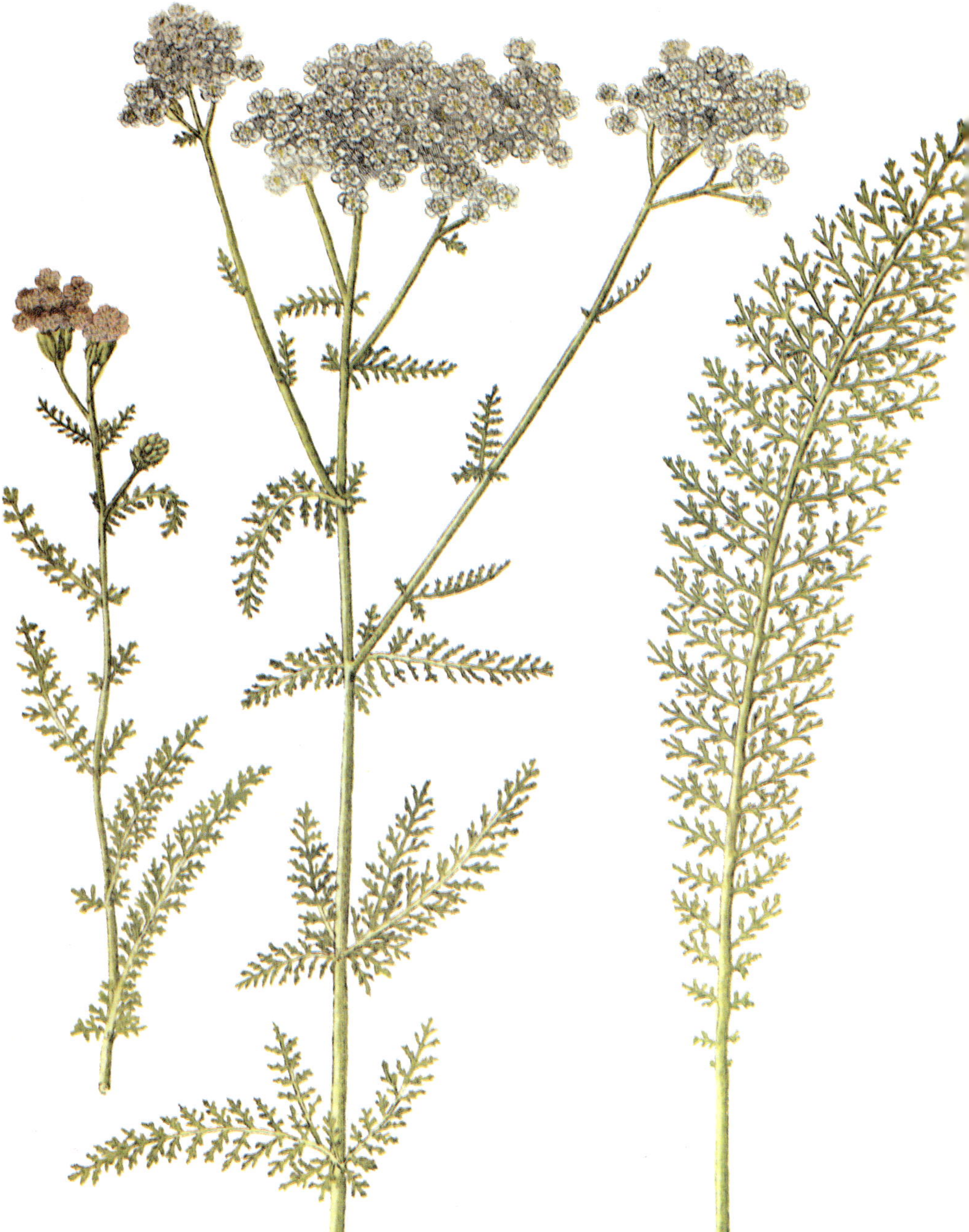

MILLEFOLIUM. Off.
Achillæa millefolium. *Bot.*
Schafgarbe.

60 (MC)
Rp.
Hb. Leonuri card.
Fol. Melissae
Fruct. Carvi
Rad. Valerianae āā 25,0
M. f. spec.
D. S. 1 Eßlöffel auf 1 Tasse, Aufguß, 3 Tassen täglich.

Roemheld'sches Syndrom
(siehe auch Rezept 29)

61 (L)
Rp.
Fol. Menthae pip.
Fruct. Foeniculi
Hb. Millefolii
Rad. Angelicae āā 25,0
M. f. spec.
D. S. 1 Eßlöffel auf 1 Tasse, als Aufguß, mehrere Tassen ohne Zucker im Anfall.

Kreislauftee

Hypertonie

62 (L)

Rp.

Flor. Crataegi		
Hb. Equiseti	āā	25,0
Stip. Visci alb.		50,0

M. f. spec.

D. S. 1 Eßlöffel auf 1 Tasse, Abkochung, morgens und abends 1 Tasse.

NERVEN- UND SCHLAFTEES

63 (MC)

Rp.

Flores Callunae vulg.

Hb. Artemisiae ää 50,0

M. f. spec.

D. S. 1 Eßlöffel auf 1 Tasse als Aufguß, 1 Tasse vor dem Schlafengehen.

64 (L) (besonders geeignet bei Geräuschempfindlichkeit)

Rp.

Rad. Valerianae

Flores Humuli lupuli ää 50,0

M. f. spec.

D. S. 1 gehäufter Teelöffel auf 1 Tasse als Aufguß. Abends vor dem Schlafengehen. Tee muß gesüßt werden!

Nerventee

65 (MC)

Fol. Menthae pip.	60,0
Fol. trif. fibrin.	25,0
Rad. Valerianae	15,0

M. f. spec.

D. S. 1 Eßlöffel auf 1 Tasse als Aufguß, morgens und abends 1 Tasse.

BLUTREINIGUNGSTEES

Es wäre besser, diese Tees grundsätzlich als Stoffwechseltees oder als „Tees zur mesenchymalen Entschlackung“ zu bezeichnen.

66 (L)

Hb. Fumariae	50,0
Rad. Taraxaci c. hb.	30,0
Hb. Millefolii	20,0

M. f. spec.

1 Teelöffel auf 1 Tasse als Aufguß, mindestens 3 Tassen täglich, 4 Wochen lang.

67 (L) wenn Hautstörungen vorliegen

Rp.

Fol. Juglandis		
Hb. Violae tric.		
Hb. Millefolii	āā	ad 100,0

M. f. spec.

1 Teelöffel auf 1 Tasse als Aufguß, 3 Tassen täglich ohne Zucker.

68 (L) Umstimmung bei Hautkrankheiten

Rp.

Hba Fumariae	50,0
Rad. Sarsaparillae	20,0
Fruct. Foeniculi	10,0
Cort. Frangulae	20,0

M. f. spec.

D. S. 1 Teelöffel auf 1 Tasse als Aufguß, ohne Zucker.

69 (JK)

Rp.

Lign. Sassafras
Rad. Sarsaparillae
Fol. Juglandis
Fol. Sennae
Lign. Guajaci
Rad. Graminis āā 15,0

M. f. spec.

D. S. 1 Teelöffel auf 1 Tasse als Abkochung, 2 Tassen täglich ohne Zucker.

Venöse Stauungen

70 (L)

Rp.

Hb. Asperulae	20,0
Hb. Rutae garv.	30,0
Hb. Cardui Mariae	30,0
Fol. Crataegi c. flor.	20,0

M. f. spec.

D. S. 1 Eßlöffel auf 1 Tasse als Aufguß, 3 Tassen täglich.

71 (L)

Rp.

Hb. Meliloti	50,0
Hb. Fumariae	30,0
Hb. Millefolii	20,0

M. f. spec.

D. S. 1 Eßlöffel auf 1 Tasse als Aufguß, 3 Tassen täglich.

Ausscheidung bei Gicht und Rheuma

72 (L)

Rp.

Fruct. Juniperi	10,0
Fol. Betulae	30,0
Hb. Millefolii	30,0
Hb. Fumariae	30,0

M. f. spec.

D. S. 1 Eßlöffel auf 1 Tasse als Aufguß, 15 Min. ziehen lassen, mehrere Tassen täglich.

73 (L)

Hb. Urticae	30,0
Rad. Urticae	30,0
Fol. Betulae	40,0

M. f. spec.

D. S. 1 Eßlöffel auf 1 Tasse als Aufguß, 15 Min. ziehen lassen.

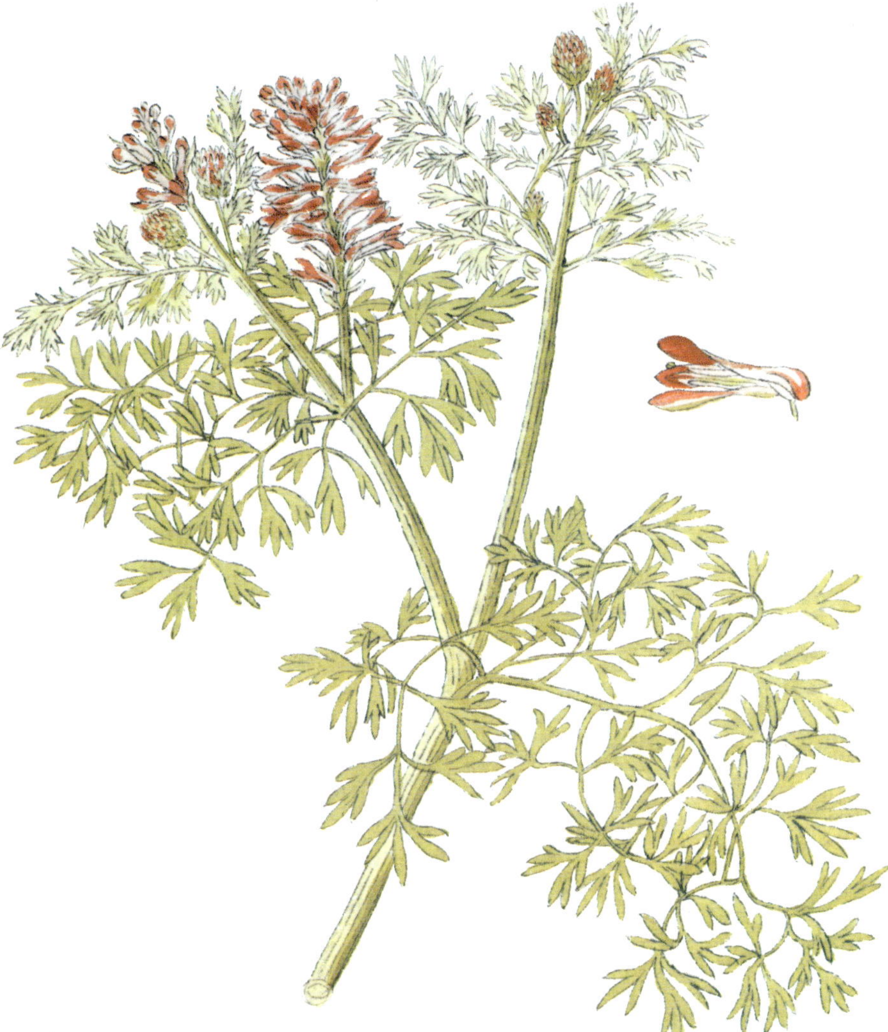

Fumaria. Off.
Fumaria officinalis. *Bot.*
Der Erdrauch.

74 (K)
Rp.
Flor. Spiraeae ulmar. 50,0
D. S. 1 Teelöffel auf 1 Tasse Wasser kalt ansetzen, 8 Stunden ziehen lassen und tagsüber trinken.

75 (L)
Rp.
Rad. Ononidis
Rhiz. Graminis
Rad. Urticae āā ad 100,0
M. f. spec.
D. S. 1 Eßlöffel auf 1 Tasse als Abkochung. Mehrere Tassen täglich.

Klimakterische Beschwerden

76 (L)

Rp.

Cort. Frangulae		
Rad. Ononidis		
Rad. Levistici	āā	20,0
Fol. Betulae		40,0

M. f. spec.

D. S. 1 Eßlöffel auf 1 Tasse, als Aufguß, 15 Min. ziehen lassen.

77 (L)

Rp.

Fruct. Anisi		
Fruct. Carvi		
Flores Sambuci	āā	30,0
Fol Sennae		10,0

M. f. spec.

D. S. 1 Eßlöffel auf 1 Tasse als Aufguß.

Schweißtreibende Tees

78 (MC)

Rp.

Flor. Tiliae		
Flor. Sambuci	āā	30,0
Flor. Chamomillae		40,0

M. f. spec.

D. S. 1 Eßlöffel auf 1 Tasse als Aufguß, mehrere Tassen heiß trinken.

79 (MC)

Rp.

Flor. Tiliae		
Flor. Sambuci		
Flor. Chamomillae		
Hb. Origani		
Hb. Majoranae	āā	20,0

M. f. spec.

D. S. 1 Eßlöffel auf 1 Tasse als Aufguß, mehrere Tassen warm trinken.

Diese Tees sind nicht nur für Erkältungskrankheiten gedacht, sondern auch in den Fällen, wo es darauf ankommt, eine Hautausscheidung zu fördern.

Schweißhemmende Tees

80 (L)

Fol. Salviae		80,0
Hb. Equiseti		
Rad. Valerianae	āā	10,0

M. f. spec.
D. S. 2 Eßlöffel auf 1 Tasse als Aufguß, abends 1–2 Tassen.

81 (L)

Rp.

Fol. Salviae		
Hb. Hyssopi	āā	40,0
Fol. Juglandis		20,0

M. f. spec.
D. S. 2 Eßlöffel auf 1 Tasse, 10 Min. kochen lassen, abends 1–2 Tassen.

Speichelfluß hemmend

82 (MC)

Rp.

Hb. Marrubii	100,0

D. S. 1 Eßlöffel auf 1 Tasse als Aufguß, 3 x täglich 1 Tasse.

Hemmung der Menstruation, Meno- und Metrorrhagie

83 (L)

Rp.

Hb. Capsellae bursae past.		
Hb. Polygoni avic.	āā	30,0
Stip. Visci		40,0

M. f. spec.

D. S. 1 Eßlöffel auf 1 Tasse Wasser als Abkochung. Früh und abends 1 Tasse.

84 (L)

Flor. Calendulae		20,0
Hb. Capsellae burs. past.		
Fol. Menthae pip.	āā	40,0

M. f. spec.

D. S. 1 Eßlöffel auf 1 Tasse als Abkochung. 1–2 Tassen täglich schluckweise.

85 (L) bei starken Schmerzen:

Rp.

Hb. Anserinae 50,0

D. S. 1 Eßlöffel auf 1 Tasse als Aufguß. Erfahrungsgemäß hilft besonders gut eine Abkochung in Milch.

DROGENVERZEICHNIS

Aufstellung der in diesem Buch genannten Drogen nach lateinischer Bezeichnung mit deutschen Namen.

Aloe	Aloe
Baccae Juniperi	Wacholderbeeren
Cortex Citri fructus	Zitronenschale
Cortex Frangulae	Faulbaumrinde
Cortex Quercus	Eichenrinde
Flores Arnicae	Arnikablüten
Flores Bellidis perennis	Maßliebchen (Gänseblümchen)
Flores Calendulae	Ringelblumen
Flores Chamomillae vulgaris	Kamillenblüten
Flores Crataegi	Weißdornblüten
Flores Farfarae	Huflattichblüten
Flores Lavandulae	Lavendelblüten
Flores Malvae silvestris	Malvenblüten
Flores Primulae	Primelblüten (Himmelschlüssel)
Flores Pruni spinosae	Schlehdornblüten
Flores Sambuci	Holunderblüten
Flores Spireae ulmariae	Spierstaudenblüten
Flores Stoechados citrin.	Katzenpfötchen
Flores Tiliae	Lindenblüten
Folia Betulae	Birkenblätter
Folia Boldo	Boldoblätter
Folia Combreti	Combretiblätter
Folia Crataegi	Weißdornblätter
Folia Crataegi cum floribus	Weißdornblätter mit Blüten
Folia Farfarae	Huflattichblätter
Folia Juglandis	Walnußblätter

Folia Maté	Mate
Folia Menthae piperitae	Pfefferminze
Folia Orthosiphonis	Katzenbart (Koemis Koetjing)
Folia Rubi fruticosi	Brombeerblätter
Folia Salviae	Salbeiblätter
Folia Sennae	Sennesblätter
Folia Theae nigrae	Tee (schwarzer)
Folia Trifolii fibrini	Bitterklee
Folia Uvae ursi	Bärentraubenblätter
Fructus Anisi vulgaris	Anis
Fructus Berberidis	Berberitzenfrüchte
Fructus Carvi	Kümmel
Fructus Cynosbati	Hagebutten
Fructus Foeniculi	Fenchel
Fructus Juniperi	Wacholderbeeren (Baccae ist korrekter!)
Fructus Petroselini	Petersilienfrüchte
Fructus vesiculosus	Blasentang
Herba Absinthii	Wermut
Herba Agrimoniae	Odermennig
Herba Anserinae	Gänsefingerkraut
Herba Asperulae	Waldmeister
Herba Callunae	Heidekraut
Herba Capsellae bursae past.	Hirtentäschelkraut
Herba Cardui Mariae	Mariendistel
Herba Centaurii	Tausendgüldenkraut
Herba Chelidonii	Schöllkraut
Herba Ericae	Heidekraut
Herba Equiseti	Schachtelhalm
Herba Fragariae	Erdbeerkraut
Herba Fumariae	Erdrauch
Herba Galeopsidis	Hohlzahn
Herba Genistae	Ginster
Herba Hyssopi	Ysopkraut
Herba Leonuri card.	Herzgespann
Herba Majoranae	Majoran

Herba Marrubii vulg.	Andorn
Herba Millefolii	Schafgarbe
Herba Melissae	Melisse
Herba Origani	Dostenkraut
Herba Plantaginis	Wegerich (Spitz)
Herba Polygalae amarae	bittere Kreuzblume
Herba Polygoni aviculare	Vogelknöterich
Herba Pulmonariae	Lungenkraut
Herba Rutae hortensis	Gartenraute
Herba Saxifragae	Steinbrech
Herba Sarothamni scop.	Besenginster
Herba Spartii scoparii	Besenginster
Herba Thymi vulgaris	Thymian
Herba Thymi serpylli	Feldthymian, Quendel
Herba Urticae	Brennesselkraut
Herba Veronicae	Ehrenpreis
Herba Virgaureae	Goldrute
Herba Violae tricoloris	Stiefmütterchen (wildes)
Lignum Guajaci	Guajakholz
Lignum Quassiae	Quassiaholz
Radix Althaeae	Eibischwurzel
Radix Angelicae	Angelikawurzel, Engelwurz, Erzengelwurzel
Radix Caricis arenariae	Sandseggenwurzel
Radix Carlinae	Eberwurz
Radix Cichorii	Zichorienwurzel
Radix Ebuli	Schwarzer Holunder(wurzel)
Radix Enulae	Alantwurzel
Radix Gentianae	Enzianwurzel
Radix Helenii	Alantwurzel
Radix Inulae helenii	Alantwurzel
Radix Levistici	Liebstöckel
Radix Liquiritiae	Süßholzwurzel
Radix Ononidis	Hauhechelwurzel
Radix Pimpinellae	Pimpinellwurzel
Radix Saponariae	Seifenwurzel

Radix Sarsaparillae	Sarsaparillwurzel
Radix Taraxaci cum herba	Löwenzahnwurzel (mit Kraut)
Radix Urticae	Brennesselwurzel
Radix Valerianae	Baldrianwurzel
Radix Violae odoratae	Veilchenwurzel (vom wohlriechenden Veilchen)
Rhizoma Calami	Kalmuswurzel(stock)
Rhizoma Curcumae	Kurkuma
Rhizoma Graminis	Queckenwurzel
Rhizoma Rhei	Rhabarberwurzel
Rhizoma Tormentillae	Tormentillwurzel
Semen Cardui Mariae	Mariendistelsamen
Semen Lini	Leinsamen
Stipites Visci	Mistel (Stiele)

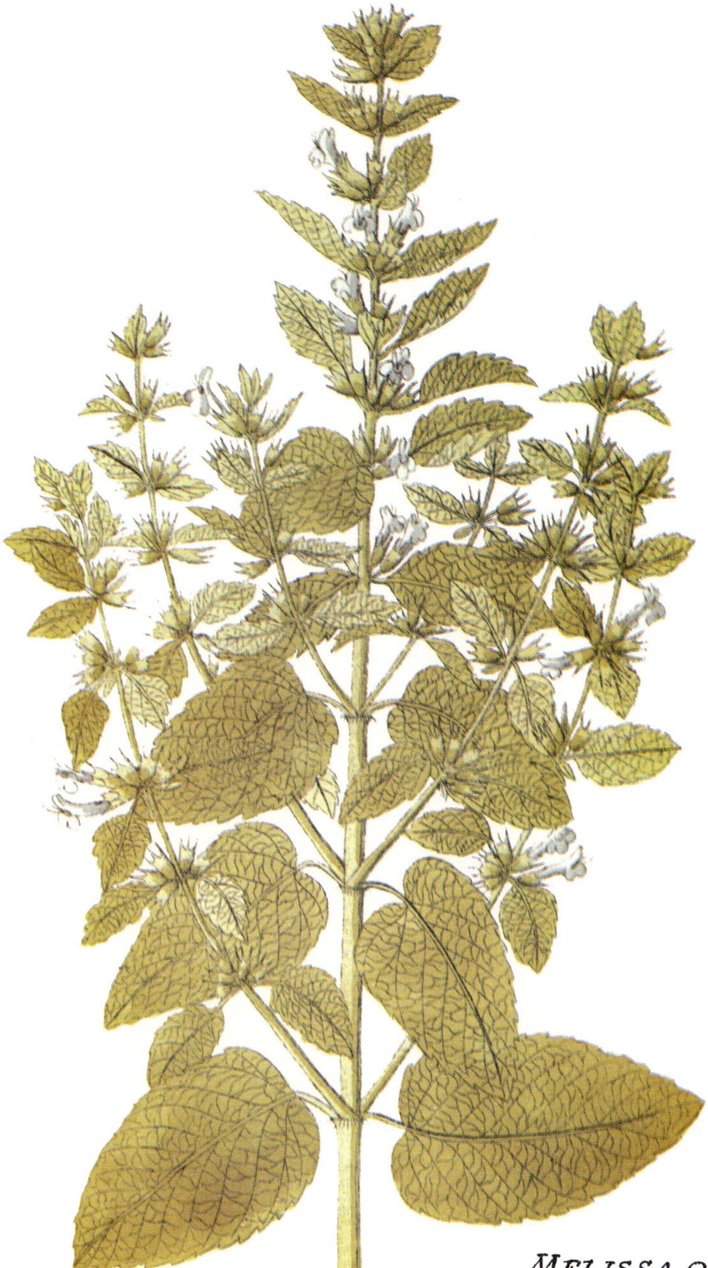

MELISSA Off.
Melissa officinalis . Bot.
Die Melissen.

INHALTSVERZEICHNIS

Die Farbtafeln sind dem Werk ICONES PLANTARUM Vol. I und II entnommen.

Im gleichen Verlag erschienen:

Josef Angerer:

Ophthalmotrope Phänomenologie

Seit 10 Jahren ist das „Handbuch der Augendiagnose" von Angerer vergriffen. Der vielen Nachfragen wegen entschloß sich der Autor, in großem und völlig neuem Umfang seine 40jährigen Erfahrungen in einem auf voraussichtlich 12 Bände angelegten Werk herauszubringen. Sein Schüler Josef Karl wird es mit Farbphotos dokumentieren, ein hervorragender Graphiker konnte zur weiteren Illustrierung gewonnen werden.

Da es seit je Angerer's besonderes Anliegen ist, von der reinen Iridologie das Sehfeld zu erweitern, beginnt Band I mit der Bulbusbindehaut, den reichen Gefäßbildern und deren Auslegung, der Lidbindehaut mit der von Angerer in Vorträgen bereits aufgezeigten Nosodologie.

Der Preis für Band I/A beträgt DM 96.– inkl. Mehrwertsteuer.

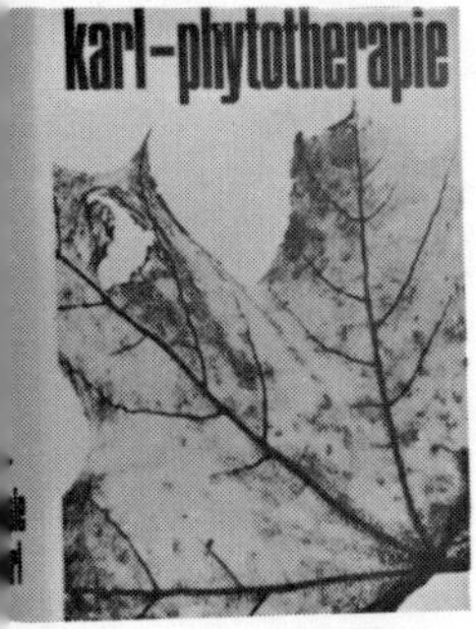

PHYTOTHERAPIE

ein Lehr- und Verordnungsbuch von JOSEF KARL
mit einem Vorwort von JOSEF ANGERER
Format 16 x 21,5 cm, Kunstledereinband mit Schutzumschlag, 480 Seiten, DM 41.50

Das besondere an den 371 Pflanzenmonographien ist die Kürze und die Prägnanz: lateinischer Name, deutscher Name, die wichtigsten Inhaltsstoffe, wesentlichste Indikationen, üblicher Drogenteil und mögliche Galenica mit normaler Dosierung, Maximalabgaben und Rezeptpflicht, sowie Angaben über Officinelles nach DAB 7 und HAB. Daneben bleibt viel Platz zur persönlichen Ergänzung. Indikationsregister, Analyse der Inhaltsstoffe, Teebereitung, homöopathische Zubereitungsformen, Bibliographie und Planetenbezüglichkeit runden das Buch für den sofort praktischen Gebrauch ab. Das Buch eignet sich in hervorragender Weise für die notwendige Wiederbelebung der Heilpflanzentherapie und ist ein Novum für Ärzte, Heilpraktiker und Apotheker.

Dieses Buch wurde geschaffen für Menschen, die praktisch mit Heilpflanzen arbeiten wollen. Es räumt auf mit dem schwärmerischen Wust von möglichen und Vielleicht-Wirkungen, die viele Pflanzen angeblich haben, und das ist gut so, denn dadurch ergibt sich endlich ein klares Bild. Der Aufbau ist sachlich und knapp. Die Angaben über 377 in- und ausländische Heilkräuter umfassen den Namen der Pflanzen in deutsch und lateinisch, die Inhaltsstoffe, die sicheren Wirkungen und die verfügbaren Formen der Darreichung. Der große Wert dieses Buches liegt in dem bewußten Verzicht auf allen störenden Ballast, in der Beschränkung auf das Wesentliche. *R. M.*

Naturarzt

Icones Plantarum

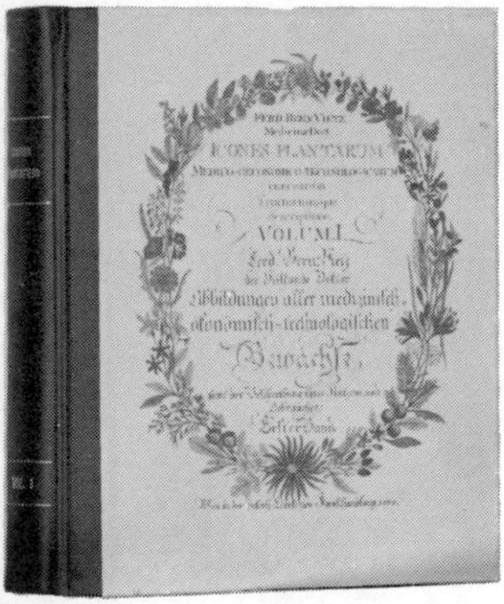

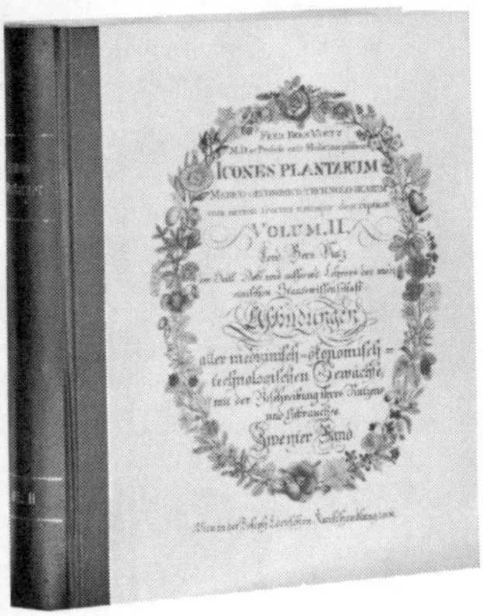

r III. Band erscheint 1974.

von Dr. Ferd. Bern. Vietz. — Format 19 x 23 cm, Halbledereinband mit Goldprägung.

Band I 224 Seiten, 110 Farbtafeln DM 59.—
Band II 256 Seiten, 115 Farbtafeln DM 64.—

Wer bibliophil und vorbelastet und zudem noch ein Freund der Heilkräuter in Theorie und Praxis ist, mag vielleicht etwas enthusiastischere Worte für dieses Buch suchen und finden. Es ist aber nicht zu viel gesagt, wenn man betont, daß dieser Nachdruck wirklich eine bedeutende Erscheinung für den Heilpraktiker ist. Der lateinische und deutsche Text nebeneinander wird den erfreuen, der von der Schule her die lateinische Sprache kennt. Wer nicht, den belastet die Textspalte nicht. Die Pflanzendarstellungen sind sehr gut, sowohl in der Darstellung als auch im stilgerechten Nachdruck. Die Stilechtheit erstreckt sich auch auf die Wahl des Papiers.
Wenn man die Texte der einzelnen Pflanzen durchsieht, dann ist man freudig überrascht, daß man mit den Angaben wirklich etwas anfangen kann. Um die Zeit von 1800 war eben die Kräuterkunde bereits vom mittelalterlichen Wust weitgehend frei. Man kann darin nachschlagen, wenn man Angaben über Kräuter braucht, man kann allein zur Freude darin blättern und lesen. Eine schöne Gabe, dem Verlag wird man dankbar sein. G. L.

Volksheilkunde Heft 1/1973